MÉMOIRE
SUR LA FIEVRE
PUTRIDE-MALIGNE

Qui a regné dans la Ville d'Aire depuis la fin de
Septembre 1782,

Rédigé par des Médecins de la Ville de Lille.

Publié par ordre de Monfieur l'Intendant.

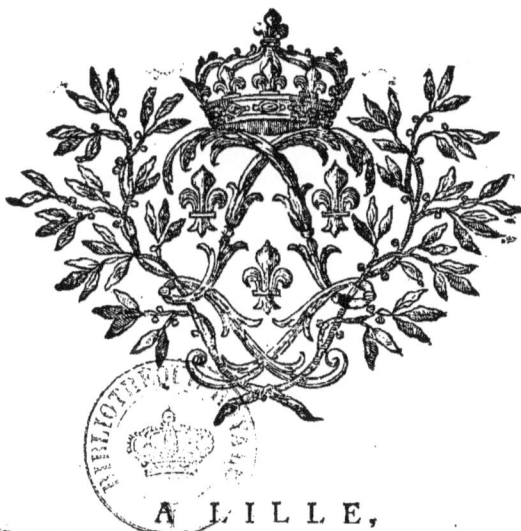

A LILLE,

Chez N. J. B. PETERINCK-CRAMÉ, Imprimeur ordinaire
du Roi, Rue Efquermoife.

M. DCCLXXXIII.

AVANT-PROPOS.

Monsieur de Calonne, toujours attentif à ce qui intéresse l'humanité & le bien public, dans les différentes parties de son Administration, étant informé qu'il regnoit à Aire une maladie dangereuse & devenue funeste à beaucoup d'habitans, s'est empressé à en faire constater la nature & rechercher le reméde. Quoiqu'au moment où on lui en donna les premiers avis, on lui eût en même temps annoncé que ses progrès commençoient à se ralentir, il crut ne devoir rien négliger de ce qui pouvoit servir à en detruire totalement la cause & les effets. En conséquence il invita les Officiers Municipaux de cette ville à lui faire parvenir un exposé de la maladie, qui fut rédigé par les Médecins du lieu, pour être communiqué à quelques Médecins de la ville de Lille. Le Mémoire ci-joint en forme de consultation, est le résultat des observations de quatre Médecins de cette ville * & de leur façon de penser sur la cure.

M. de Calonne ayant appris, depuis l'envoi de ce Mémoire, que la Maladie gagnoit la campagne, & qu'elle avoit fait quelque ravage dans un canton, chargea les Srs. Boucher & Merlin d'aller la reconnoître sur les lieux. En consquence ces Médecins furent à portée de vérifier par eux - mêmes l'état des choses. Ils trouverent à la vérité qu'il restoit fort peu à ajouter

---

* Mrs. Boucher, Doyen du College de Médecine, Merlin, Médecin de l'Hôpital Militaire de cette ville, Saladin & Warambourg.

pour la cure , à ce qu'ils en avoient dit dans leur Mémoire. Mais leur voyage les mit sur la voie de découvrir les caufes non feulement de l'épidémie regnante , mais encore des maladies populaires qu'on leur a dit fe manifefter prefque tous les ans dans ladite ville. Les notions qu'ils fe font procurées , les ont mis à même d'éclairer le miniftère public fur les mefures à prendre pour remédier à ces caufes de deftruction , & les anéantir s'il eft poffible.

D'ailleurs , l'épidémie en queftion n'eft pas feulement particulière à la ville d'Aire. On en a vu regner de femblables dans la province de Lille en différens temps , & chaque fois un grand nombre de perfonnes en ont été victimes dans le premier développement , moins par la violence ou la malignité de la maladie , que par le défaut de lumières fur le vrai caractère de l'épidémie , qu'il n'a été poffible de fe procurer que dans la fuite du traitement. Nous avons lieu d'efpérer que la publicité de notre Mémoire pourra dorénavant parer en partie à cet inconvénient , lorfque de pareilles épidémies viendront à fe manifefter en quelque canton que ce foit.

Au refte , nous reconnoiffons que Mrs. les Médecins d'Aire avoient faifi le vrai caractère de la maladie & les indications curatives qu'elle préfente , avant l'envoi de notre Mémoire en forme de confultation : en cela nous ne faifons que leur rendre juftice.

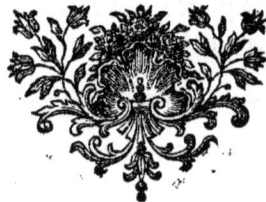

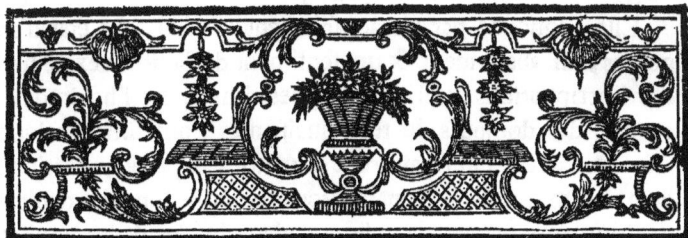

MÉMOIRE
SUR LA FIEVRE
PUTRIDE - MALIGNE

Qui a regné dans la Ville d'Aire depuis la fin de Septembre 1782.

Description de la Maladie.

LA Maladie épidémique qui a regné à Aire en Artois depuis l'automne dernier, est *une Fievre putride-maligne, vermineufe & pétéchiale.* Cette dénomination réfulte de l'expofé des fymptomes relatifs aux différens temps ou périodes qu'elle parcourt. (*a*)

(*a*) Le détail qui fuit eft le réfumé d'un Mémoire de trois Médecins de la ville d'Aire , (Mrs. Carraud , Viraine & Defmarquoi ,) & du fieur Dourlen , Chirurgien , & d'un autre Mémoire de ce Chirurgien , envoyés à Monfieur de Calonne, joints à nos propres obfervations.

Elle s'annonce par un accablement général, un état d'an‑
goiffes, un abattement & un fentiment de laffitude extrêmes ;
des horripilations ou friffons vagues dans toute l'habitude du
corps ; des douleurs de tête lancinantes, qui font quelque‑
fois exceffives, tantôt au front & tantôt à la partie poftérieure
de la tête, mais plus fouvent au front & dans le fond des orbites;
des douleurs vagues dans le col, dans le dos & les lombes,
& même dans toutes les articulations. Les malades éprouvent
un degoût abfolu pour les bouillons de viandes & tout ce
qui y a rapport. La langue eft humide & enduite d'une
craffe d'un blanc jaunâtre : la falive eft gluante & vifqueufe.
Le pouls, dans ce premier période de la maladie, ne s'éloigne
guères de l'état naturel ; dans quelques‑uns cependant il eft
embarraffé, dur & concentré. Les urines font comme dans
l'état naturel.

Vers le cinquième ou le fixième jour, le pouls devient fré‑
quent, quoiqu'ordinairement petit & ferré. Les malades fe
plaignent de naufées & d'envies de vomir ; ils ont même
quelquefois des vomiffemens. Aux uns le ventre eft pareffeux;
la diarrhée s'établit dans d'autres, les déjeêtions font liquides,
jaunes & quelquefois verdâtres, & toujours plus ou moins
fétides. La tête s'embarraffe bientôt, & le fentiment s'émouffe
au point que les malades ne fe plaignent plus des douleurs
qui auparavant les affeêtoient fi vivement, & auxquelles fuc‑
céde un délire fourd ou un affoupiffement comateux. La peau
devient sèche, & refte affez conftamment telle; s'il furvient quel‑
ques fueurs, elles ne font pas de durée & ne foulagent point.
L'urine eft rare, claire & haute en couleur. On apperçoit fur
le col, la poitrine, le ventre, les bras & les jambes, des
puftules miliaires rouges, ou des tâches pourprées, plus ou

moins foncées en couleur , & affez fouvent noirâtres. Ces éruptions fe montrent le plus fouvent entre le feptième & le neuvième jour de la maladie, quelquefois plus tard. Les jeunes gens font fujets à des faignemens du nez , les femmes à des hémorragies utérines. La plupart des malades rendent des vers , tantôt vivans & tantôt morts , quelques - uns par la bouche ; on en a vu remonter par l'œfophage jufques dans le gofier. Le pouls dans cet état eft le plus fouvent foible , petit & déprimé : fi la fievre eft apparente, elle redouble les nuits, dont l'une eft toujours plus orageufe que l'autre.

Dans l'état le plus violent ou le plus haut période de la maladie , la langue eft sèche, gercée & tremblante ; les malades font hébêtés & dans un abattement extrême ; ils ne peuvent rien articuler : les déjeûtions alvinales font involontaires ; il en eft de même des urines ; des vers fortent de l'anus, fouvent morts & à demi-pourris ; le pouls eft foible & déprimé dans les uns , élevé & redondant dans les autres : on a re- marqué (c'eft une obfervation de M. Dourlen) que, dans ceux qui avoient des vers, les battemens du pouls étoient fi précipités , qu'on avoit peine à en diftinguer les intervalles. Le ventre fe météorife , & dans ce cas les urines font fouvent fupprimées , ainfi que les déjeûtions du ventre ; en confé- quence la région du pubis devient douloureufe ; l'haleine exhale une odeur fétide. Le malade en cet état n'a plus d'ap- parence de fentiment ; il eft dans l'affoupiffement léthargique ou dans une frénéfie décidée : on fent des foubrefauts dans les tendons du poignet ; tout le corps eft dans un état convulfif ; les malades ferrent les dents de manière à rendre l'introduûtion des boiffons très - difficile ; aux moindres mouvemens qu'ils fe donnent, tous les mufcles de la face entrent en convulfion ;

les yeux font larmoyans & hagards ; la refpiration eft entre-coupée & fanglotante. A cet état violent fe joint fouvent, malgré toutes les précautions poffibles, un commencement de gangrene au fondement ou fur le gros des feffes, qui fait des progrès en peu de temps. Dans quelques-uns on apper-çoit de l'engorgement dans les glandes parotides.

La réunion de tous ces fymptomes, ou des plus graves, rend la fituation des malades très-alarmante ; tout eft défefpéré s'il fe refufe aux remèdes & à toute efpèce de boiffon, fur-tout fi cette oppofition provient d'un étranglement convulfif du gofier. Dans ce cas un vifage tiré, livide, plombé, des yeux ternes & abattus, une bouche conftamment ouverte, une refpiration précipitée, annoncent une mort prochaine. Mais fi le malade ne refufe pas les boiffons, & que d'ailleurs le pouls fe foutienne, quelques fâcheux que foient les fympto-mes, on peut efpérer de le ramener à la vie. Cette efpérance devient fondée, fi la peau fe couvre d'une moiteur générale. Pour lors les felles font moins claires, moins abondantes & préfentent des marques de coction : le cours des urines fe rétablit ; elles dépofent un fédiment blanc. Si la poitrine a été prife, les malades expectorent quelques crachats mûrs. On fent un commencement de fluctuation dans les parotides gor-gées ; quelquefois la nature prévient l'ouverture qu'on feroit obligé d'en faire avec la lancette, en procurant une iffue au pus par la conque de l'oreille. Alors la gangrene, fi elle a lieu au fondement, fe trouve bornée par un cercle vif ; il n'eft plus queftion que de hâter la féparation des efcarres.

Un pareil défordre dans l'économie animale ne peut être que l'effet d'une caufe très-active & des plus irritantes. On

ne peut méconnoître un principe deſtructeur , qui affecte
ſpécialement les nerfs & leur principe , en particulier l'eſtomac
& le canal alimentaire , & ſouvent les poumons ; qui en
outre entraîne la diſſolution putride de la maſſe du ſang , &
cauſe les éruptions cutanées , ſymptomes précurſeurs de la
gangrene tant du dedans que du dehors.

Mais quelle eſt la ſource de ce délétéré ? Eſt-ce quelque
intempérie de l'air ou de la ſaiſon qu'on doit en accuſer ?
L'athmoſphère a - t - elle été viciée par des émanations ou
exhalaiſons malfaiſantes ? Ou bien doit-on s'en prendre aux
mauvaiſes qualités des alimens , & en particulier au bled germé ?
Quoiqu'on ne puiſſe diſconvenir que la plupart des épidémies
proviennent de l'une ou de l'autre eſpèce de ces cauſes, on
ne peut pas préſumer que l'une ou l'autre ait réellement
contribué au développement de celle dont il eſt queſtion.
On feroit fondé à la vérité d'attribuer à l'intempérie de la ſaiſon ,
aux froids prématurés & au temps humide , les fievres ca-
tharrales qu'on nous a rapporté avoir regnées dans les mois
d'Août , Septembre , Octobre , &c. mais non pas celle en
queſtion. On ne peut raiſonnablement pas non plus en cher-
cher la cauſe dans des émanations malfaiſantes des prairies
marécageuſes qui entourent en partie la ville : les exhalaiſons
de ces ſortes de terreins ne ſont guères pernicieuſes qu'autant que les eaux ont été ſtagnantes un certain temps , dans
des bas-fonds hors de la portée des écoulemens , & que des
châleurs continuées & jointes à des temps nuageux ont réduit
ces eaux ſtagnantes à un médiocre volume. Nous n'avons rien
apperçu de ſemblable dans le contour des prairies en queſtion,
qui , dans leur plus grande étendue , bordent la riviere du
Lis. Dailleurs la garniſon , compoſée d'un bataillon & d'un

B

.227 régiment de Dragons, a été abfolument exempte des atteintes de l'épidémie. (*b*) Ce n'eft pas non plus aux alimens & en particulier au pain fait avec du bled germé , que l'on doit s'en prendre : les bourgeois aifés & en état de fe procurer de bon pain & d'autres alimens fains, n'ont point été à l'abri de la maladie. Nous avons apperçu des caufes d'infection bien plus vraifemblables & plus palpables.

Il eft à obferver que les prémices de la maladie fe font fait appercevoir à la fin du mois de Septembre dernier, à un bout de la ville près du rempart & du vieux château , (*c*) dans un groupe de petites maifons , habitées par des perfonnes du bas peuple , & qu'elle perfifte encore dans cet endroit , quoiqu'elle foit bien moins répandue que ci-devant dans les autres quartiers de la ville. Pendant que nous étions à faire la recherche de cette circonftance , un occupeur d'une de ces maifons nous fit obferver un tas de fumier amaffé vis-à-vis de fa porte, fur lequel il nous dit qu'un Boucher du voifinage dépofoit journellement le fang, une partie des entrailles & les immondices des bêtes qu'il tuoit , ajoutant qu'il ne doutoit pas que ce fumier , qu'on étoit dans l'habitude de remplacer à fur & à mefure qu'on enlevoit celui qui étoit pourri à un certain point, ne fût une caufe d'infection capable de produire la maladie regnante , qu'il avoit lui - même effuyée. On nous dit ailleurs que d'autres Bouchers de la ville, qui font en affez grand nombre , faifoient la même manœuvre.

(*b*) La pofition favorable de leurs quartiers refpectifs , leurs exercices journaliers , leur vie fobre & les attentions des Officiers à ce que leurs logemens foient tenus proprement , y ont fans doute beaucoup contribué.

(*c*) Cet endroit eft appellé le Mont de Bienne.

D'un autre côté nous avons appris qu'on avoit ouvert l'été dernier, dans le temps des plus grandes châleurs, un égoût confidérable, pour le curer, & d'où s'étoient élevées des exhalaifons très-fétides, qui étoient le produit des matières végétales & animales putréfiées. Mais c'eft fur-tout des matières animales putréfiées, du fang, des chairs, des entrailles des animaux, que s'échappent des exhalaifons propres à produire des maladies de l'efpèce en queftion ; & les circonftances particulières relatives au fumier dépofé dans le quartier dont nous venons de faire mention, doivent nous convaincre que c'eft là la vraie caufe du commencement de l'épidémie, quoique nous ayons lieu de préfumer qu'elle s'eft propagée & qu'elle s'eft maintenue par des caufes acceffoires. (*d*)

(*d*) 1.° Par les exhalaifons des Amidonneries & des Tanneries, & furtout de celles qui font établies vers le centre de la ville ; les lavures qu'on retire des atteliers des amidonneries font des plus fétides. Quant aux tanneries, il fort des vapeurs infectes des cuves, lorfqu'on les vuide.

2.° Des vapeurs provenant des étables aux cochons qu'on éleve & qu'on engraiffe dans la ville. Il eft vrai que la police les relegue à la càmpagne pendant les châleurs de l'été ; mais ce n'eft pas affez ; ces réceptacles peuvent être très-nuifibles dans d'autres faifons, & en particulier lorfque la température de l'air ne correfpond point aux faifons ; par exemple lorfque les automnes & les hivers font doux, &c.

3.° Enfin on eft très-fondé d'avancer que le cimetière de la principale paroiffe de la ville, fituée dans fon centre, qui comprend les trois quarts des habitans, & où l'on continue d'enterrer comme ci-devant, contre la teneur de la Déclaration du Roi de 1776, eft une fource manifefte d'infection, d'autant plus que ce cimetière eft très-borné & nullement proportionné à la quantité des corps qu'on y enterre journellement, de façon que le défaut d'efpace oblige d'enterrer dans une même foffe quatre & cinq cadavres & même d'avantage dans des temps de mortalité : & comme en cet endroit de la ville l'eau fource à trois ou quatre pieds de profondeur, on ne peut approfondir les foffes au point fouhaité, qui en conféquence ne font guères convertes que d'un pied de terre. De plus ce modique efpace de terrein oblige à déterrer des corps avant que la putréfaction n'ait entièrement confumé les chairs, pour faire place à d'autres cadavres. Ajoutez à ces circonftances l'inconvénient d'un enclos de murailles dont on a entouré le cimetière, qui fait croupir les miafmes pernicieux qui s'élevent continuellement de ce cloaque, & que certains courans d'air auroient pu en éloigner.

229

Cure de la Maladie.

Corriger & dompter le délétére ou la matière feptique, qui eft la caufe effentielle & immédiate de la maladie, au point qu'elle puiffe être chaffée du corps par quelques-unes des voies excrétoires ; évacuer promptement ce qui en eft mêlé aux matières ftagnantes dans les premières voies ; foutenir les forces vitales & les ranimer, lorfqu'elles font languiffantes , jufqu'au moment où la nature puiffe être victorieufe ; ce font là les principales indications qui fe préfentent pour la cure.

La maladie n'étant pas du genre de celles qui font effentiellement inflammatoires , on ne doit recourir à la faignée qu'autant qu'il y a pléthore ou plénitude fanguine , indiquée par un pouls tendu & à la gêne, par un vifage & des yeux rouges, par un violent mal de tête avec des pulfations , par une oppreffion de poitrine confidérable , &c. & lorfque les vifceres principaux , le cerveau & le poumon fur-tout, fouffrent quelque engorgement ou en font menacés. Dans tous les cas elles doivent être modérées , ainfi que l'énoncent les Mémoires défignés ci-deffus, en particulier aux perfonnes peu robuftes, dans la vue de laiffer à la nature affez de forces pour qu'elle parvienne à fubjuguer la caufe morbifique. C'eft dans le premier période de la maladie qu'elles peuvent être particulièrement indiquées : le choix du bras ou du pied dépend de l'organe fpécialement affecté : fi c'eft la tête , il faut les faire au pied. Si le fang fe trouve coeneux ou vermeil fans férofité , on en fera une feconde, & même une troifième fi la continuation des fymptomes le requiert.

Une langue blanche & chargée d'un limon jaunâtre, avec
un embarras ou un fentiment de pefanteur au creux de
l'eftomac, une douleur de tête fixée au front & au fond des
orbites, (*e*) une bouche amère, un goût de pourriture,
des naufées, des vomiffemens de matières puantes, verdâtres,
&c. indiquent néceffairement l'emploi d'un vomitif, qui doit
être employé le plutôt poffible, immédiatement après la
faignée, fi elle a eu lieu. Nous eftimons devoir donner la
préférence au tartre émétique, à la dofe de trois ou quatre
grains, foit en une feule prife, foit en lavage, felon les
circonftances & le tempéramment des malades, & fur-tout
lorfqu'il y a des indices de vers : on ne doit le donner qu'en
lavage aux perfonnes délicates, & qui ont le genre nerveux
fort fufceptible d'irritation ; ou bien lorfqu'aux fignes de
faburre fe joignent de la chaleur & de la douleur dans la
région de l'eftomac. Dans ce cas il eft fouvent plus sûr de
s'en tenir aux apozemes compofés avec des laxatifs anti-
phlogiftiques, la caffe, les tamarins, &c. S'il y avoit
un commencement de cours de ventre, on préféreroit
l'hypécacuana à la dofe de vingt-quatre à trente-fix grains,
qu'on pourroit aiguifer, à l'égard des malades les plus robuftes,
d'un grain ou deux de tartre ftibié. On ne devroit point s'en
tenir à un vomitif, fi les indices de faburre perfiftoient après
fon effet. Dans ce cas, on le réïtéreroit le lendemain ou le
furlendemain ; après quoi, fi les borborigmes ou flatuofités
avoient lieu dans le bas ventre avec de petites tranchées, on
feroit fuivre le vomitif par quelque purgatif doux, tel qu'une
folution de manne avec de la crême de tartre, une décoction
de caffe & de tamarins, &c. avec du nitre à grandes dofes.

(*e*) Une pareille douleur indique plutôt l'emploi des vomitifs que des faignées.

Indépendamment des indications décidées pour l'emploi des purgatifs, on devroit dans le cas d'indices de putridité subsistante, d'une bouche mauvaise, de chaleur acrimonieuse en dedans & au dehors, de déjections puantes, &c. avoir recours aux décoctions de tamarinds avec du nitre & du miel, soit dans de l'eau pure, soit dans du petit lait, & en continuer l'usage, plus ou moins de temps, selon les indications. La crême de tartre, mêlée avec suffisante quantité de miel en forme de pâte, peut très-bien suppléer à ce remède.

Le petit lait & la sérosité du lait de beurre sont les boissons les plus salutaires, dans presque tous les temps de la maladie. Il en est de même de l'oximel (*e*) délayé dans suffisante quantité d'eau commune, & du jus de groseilles.

L'eau pannée, la petite bierre, les décoctions d'orge ou de gruau acidulées d'un peu de jus de citron, sont des boissons nourrissantes, préférables aux bouillons de viandes, qui doivent être éloignés tant que la maladie est dans sa vigueur : on y ajoûtera un peu de vin, dans le cas d'un pouls foible & languissant: en pareil cas, les laits de poule, avec une partie de vin blanc, sont un cordial agréable & bienfaisant. Le vin en général, donné modérément, loin de nuire, est un remède dans ce genre de maladie.

Le nitre camphré est très-propre à résister aux progrès de

(*e*) C'est un mélange de miel & de vinaigre, réduit en sirop. On peut se contenter de mêler tout uniment dans de l'eau ou dans une décoction d'avoine & de chiendent , deux parties de miel avec une partie de bon vinaigre. Cette décoction formera une excellente boisson, si l'on y fait infuser des feuilles de rhue & des fleurs de sureau.

la putridité. On peut en donner, de trois en trois heures, une dofe de deux à trois grains, mêlée à fix grains de nitre dépuré. Le vinaigre camphré n'eft pas moins efficace ; il eft même préférable, fur-tout dans le cas de tâches pourprées. Un gros de camphre fuffit pour dix onces de vinaigre de vin ; on y ajoute deux onces de fucre blanc. On donne une cueillerée moyenne de ce mélange, de deux en deux heures, dans une taffe de thé ou d'une infufion théiforme de fleurs de fureau & de feuilles de rhue.

Dans le cas de conftipation, on ne doit point négliger les lavemens émolliens & rafraichiffans ; ceux de petit lait ou d'eau commune avec un peu de miel & de vinaigre, font préférables.

Si on a lieu de foupçonner des vers dans le canal inteftinal, on doit adminiftrer aux malades des potions huileufes, avec du jus de citron, à grandes dofes. La coraline de corfe eft un remède connu efficace contre les vers ; on en donnera l'infufion d'un ou deux gros dans de l'eau bouillante, édulcorée avec du firop de fcordium, qu'on réitérera dans le befoin.

Une langue féche, rouge ou noirâtre, jointe à un ventre météorifé, ou à des felles fétides, à un pouls languiffant, à un état d'angoiffes, &c. dénotent un degré de putridité porté à un point confidérable dans la maffe du fang. Il faut, en pareil cas, employer des moyens propres à combattre puiffament cet état ; tels font les acides minéraux, entre lefquels l'acide vitriolique eft préférable ; on en mettra dans les boiffons des malades, ce qu'il en faut pour donner à ces boiffons, un aigrelet agréable.

233

La putridité étant parvenue à un très-haut période, & au point de caufer un abattement extrême, les malades ayant le vifage plombé & les yeux ternes, le pouls déprimé, ou vif, petit & fréquent, les tâches de la peau étant d'un pourpre foncé; c'eft le cas d'avoir recours aux cordiaux antifeptiques, entre lefquels le quinquina mérite la préférence. On peut le donner en fubftance dans un mélange de vin & d'eau, à la dofe de demi-gros jufqu'à un gros, de trois en trois heures ou environ; ou bien en décoction, à laquelle on ajoutera de l'élixir de vitriol d'Amynficht au point d'une agréable acidité. En pareil cas, l'élixir fébrifuge d'Huxham, dans la compofition duquel entrent les racines de ferpentaire de Virginie & de Contrayerva, nous paroît l'emporter fur tout autre remède; nous en donnons depuis un gros jufqu'à deux, de trois en trois heures, dans un mélange de vin & d'eau. Les remèdes de ce genre conviennent auffi dans les foubrefauts des tendons & les mouvemens convulfifs quelconques.

Le quinquina peut être fpécialement indiqué dans le cas où la fiévre a des redoublemens réglés, & fur-tout des redoublemens plus violens de deux jours l'un; alors on en donne à dofes répétées, en décoction ou en fubftance, dans les intervalles des redoublemens, à commencer au déclin d'un redoublement, jufqu'au retour du fuivant, plus ou moins, felon leur violence. Ce remède eft fur-tout néceffaire à grandes dofes, lorfque les redoublemens font accompagnés d'un état comateux, & d'un délire phrénétique, ou d'autres fymptomes alarmans. Un état comateux perfiftant, des difparates, une menace ou un commencement de délire, des mouvemens convulfifs, une poitrine fort embarraffée, &c. exigent l'application des véficatoires, & fpécialement des mouches

cantharides aux jambes. Ce topique eft fur - tout indiqué
dans le cas d'abattement & d'engourdiffement des forces
vitales. Il ne convient pas néanmoins dans les commencemens
de la maladie, ni dans tout autre tems, lorfque la fiévre eft
forte & la chaleur dominante. On doit entretenir la fuppuration
des plaies par les moyens ufités, auffi long temps que la durée des
fymptomes l'exige ; mais fi l'on appercevoit un commencement
de parotide, il ne feroit plus queftion de provoquer la fuppuration dans ces plaies ; elle pourroit nuire à la maturation de la
parotide, qu'il faut faciliter, d'abord par des cataplafmes
émolliens , & enfuite par le moyen d'un emplatre de diachilum
gommé. Si la tumeur languiffoit & tardoit à meurir, il
faudroit la ventoufer à diverfes reprifes : on devroit même y
appliquer la pierre à cautère avant la maturité, s'il y avoit à
craindre qu'elle rétrogradât, au lieu de venir à fuppuration.

Lorfque la maladie eft avancée, & qu'une diminution notable
des fymptomes annonce une iffue favorable, il eft effentiel
d'obferver quelle eft la voie par laquelle la nature tend à
opérer une décharge critique. Si l'on a des indices que c'eft
par les émunctoires de la peau, il faut mettre en ufage une
infufion théiforme de fleurs de fureau, de faffran ou du
thé chaud, une décoction de fcorfonères, de racine de bardane,
&c. Mais la principale crife, dans ce genre de maladie, a
ordinairement lieu par les felles, que l'on doit faciliter,
lorfqu'elles donnent des marques de coction, par des minoratifs,
tels qu'une eau de caffe, une folution de manne, &c. au
cas que les délayans fimples ne fuffifent pas.

Si ces évacuations falutaires font foutenues au point
fouhaité, les fymptomes s'affoibliffent & s'éteignent peu-à-peu,

le malade eſt prêt à entrer en convaleſcence. Alors il faut relever les forces abattues, par des analeptiques & des reſtaurans, ſavoir; des laits de poule, des bouillons de viandes, des crêmes de pain & de ris, & choſes ſemblables qui ne chargent point l'eſtomac.

Il eſt très-ordinaire dans ce genre de maladie que, malgré toutes les précautions poſſibles, les parties voiſines du fondement s'échauffent, & que la gangrene ſuive bientôt. L'uſage où l'on eſt aſſez communément de la combattre par des onguents & des emplatres irritans, ne fait qu'aggraver le mal. Les ſeuls topiques convenables ſelon nous, ſont ceux dont les qualités antiphlogiſtiques & ſédatives peuvent empêcher la gangrene de s'étendre, en arrêtant les progrés de l'inflammation. Telles ſont les lotions avec le vinaigre camphré, répétées pluſieurs fois le jour, & dans l'intervalle deſquelles, on garantit les parties malades avec un emplatre de nuremberg camphré, ou de diapalme fait récemment. Dès que la gangrene eſt bornée, on facilite la chûte des eſcarres, par des digeſtifs & des déterſifs non irritans. Ces moyens doivent être ſecondés juſqu'à cette époque par l'uſage interne du quinquina.

On ne ſauroit trop recommander de corriger & renouveller l'air des chambres des malades, en y établiſſant un courant d'air, avec les précautions requiſes, & en verſant du vinaigre ſur une pelle de fer, ou une brique rougie au feu, placées au milieu de la chambre. L'été, on la rafraîchit par le moyen des branches d'arbres fraîchement cueillies, & dont les feuilles renferment beaucoup d'eau: telles ſont les plantes aquatiques, le ſureau, &c. On arroſe le plancher avec de l'eau fraîche,

Quoiqu'en général, il foit difficile de fe mettre à l'abri
des caufes productives des épidémies, on peut en prévenir
les effets à certain point, par des précautions & par des
remèdes préfervatifs. Il eft plus difficile à la vérité d'en
bien garantir les gens du peuple, & fur-tout les indigens,
à caufe de leur mal-propreté & des mauvaifes nourritures.
Cependant le Mémoire de Mrs. les Médecins d'Aire énonce
que ce font ceux-ci qui ont été le plus fufceptibles de
l'épidémie en queftion, comme cela eft ordinaire.

On peut faire ufage de préfervatifs affez aifés à employer
& peu coûteux, plus appropriés par conféquent à cette
claffe de citoyens. Ils confiftent à leur faire nettoyer fouvent
leurs demeures, & à n'y pas laiffer croupir des immondices;
à les bien aérer, en engageant les occuppeurs à tenir leurs portes
& fenêtres ouvertes une grande partie de chaque jour; en leur
faifant faire beaucoup d'exercice en plein jour, lorfque le foleil
n'eft point dans le haut de l'horifon; en leur procurant
enfin des alimens fains & propres à réfifter à la putridité;
tels que les potages faits avec des végétaux, le lait de beurre,
des gruaux d'orge & d'avoine, du ris & du pain bien levé;
& leur faifant boire, au défaut de la bierre, de l'eau acidulée
avec du vinaigre, fur-tout dans le tems où l'eftomac eft à jeun.

Délibéré à Lille le 6 de Juin 1783. *Signé*, BOUCHER,
Doyen du Collège de Médecine, SALADIN, MERLIN &
WARAMBOURG.

237

ADDITION.

A Notre retour d'Aire, où nous ne crûmes point devoir féjourner long-temps, attendu que l'épidémie fe trouvoit fort amortie, un de nous ayant défiré quelques éclaircifFemens ultérieurs, écrivit à Mr. Defmarquoi, Médecin des pauvres de la ville, en lui faifant les queftions fuivantes, fur lefquelles il ne reçut de réponfes qu'au moment que la première épreuve de notre Mémoire fortoit de preffe. Comme elles donnent de nouvelles lumières fur la nature de cette épidémie, nous avons cru devoir les rendre publiques.

1.º Dans quel efpace de temps la maladie opère-t-elle le plus communément fa révolution?

R. Ayant obfervé le plus exactement poffible la nature & les jours de crifes, j'ai remarqué qu'elles arrivoient le plus ordinairement dans le courant du fecond feptenaire, & furtout le onzième & le quatorzième; & que la révolution qui arrivoit alors, étoit celle qui étoit la plus favorable aux malades. Il en eft bien peu, chez qui les accidens n'aient point ceffé avant le vingt-unième jour, lorfque la maladie fe terminoit heureufement.

2.º Les malades ne fuccomboient-ils point plus vite au commencement de l'épidémie qu'à préfent, comme cela eft ordinaire dans prefque toutes les épidémies?

ꝗ. La maladie a toujours fuivi à peu - près les mêmes périodes. Les mois de Janvier & de Février font cependant ceux où il y a eu plus de victimes; les gens fujets à de grandes fatigues périffoient affez ordinairement avant le feptième jour.

3.º Dans quel temps de la maladie les éruptions cutanées fe montrent - elles? A - t - on obfervé qu'elles étoient quelquefois critiques?

ꝗ. Plufieurs malades ont dû leur guérifon aux éruptions cutanées miliaires, en particulier ceux chez qui elles fe montroient dans le courant du fecond feptenaire; (*a*) mais ceux en qui elles ont paru avant le feptième jour, ont fuccombé. Ces éruptions commençoient par de petites pointes miliaires qui bientôt prenoient du volume & fe coloroient en rouge-pourpre. Six de mes malades ont eu une éruption miliaire blanche criftalline, avec des tâches pétéchiales dans les intervalles des grains miliaires; quatre à qui elle arriva le quatorzième jour, lui dûrent leur guérifon. Deux autres au contraire, en qui elle fe montra avant le feptième, ont fuccombé. Une Dame a eu le corps parfemé de grandes tâches pétéchiales, dites *vibices*, qui ont dégénéré en de petites efcarres gangreneufes, & fe font détachées par écailles : la maladie s'eft terminé heureufement le dix - feptième jour. (*b*)

(*a*) Cette remarque eft importante, par la raifon que dans le cas d'une éruption critique, on doit diriger de ce côté les principales indications curatives, en prefcrivant des remèdes qui pouffent à la peau, entre lefquels l'oximel délaié dans une infufion de feuilles de rhue & de fleurs de fureau, eft un des plus appropriés. Voyez la page 13 du Mémoire.

(*b*) Nous devons à Mr. Defmarquoi un compliment de félicitation fur une auffi belle cure.

4.º On nous a rapporté qu'il étoit mort dans une ferme au Village d'Enguinegate, à deux lieues d'Aire, plufieurs per-fonnes de la maladie en queftion : qu'en à-t-il été?

ɤ. De douze perfonnes qui ont eſſûyé effectivement la maladie, ſept ont ſuccombé, y compris une garde-malade qui a ſoigné les autres. Cinq ſont morts avant le quinzième jour, & un au quarante-cinquième, par une eſpèce de rechûte. L'épidémie a commencé à s'établir dans cette ferme au com-mencement du mois de Janvier, & c'eſt au mois de Juin que le dernier malade a ſuccombé. La maîtreſſe du logis étoit encore malade à cette époque.

Mr. Deſmarquoi ajoute que l'épidémie eſt à préſent (20 Juillet) preſque diſſippée.

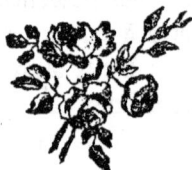